Shivani Upadhyay

# Revisão da Literatura: Um Manual

Shivani Upadhyay

# Revisão da Literatura: Um Manual

ScienciaScripts

**Imprint**
Any brand names and product names mentioned in this book are subject to trademark, brand or patent protection and are trademarks or registered trademarks of their respective holders. The use of brand names, product names, common names, trade names, product descriptions etc. even without a particular marking in this work is in no way to be construed to mean that such names may be regarded as unrestricted in respect of trademark and brand protection legislation and could thus be used by anyone.

Cover image: www.ingimage.com

Este livro é uma tradução do original publicado sob ISBN 978-620-3-20058-4.

Publisher:
Sciencia Scripts
is a trademark of
International Book Market Service Ltd., member of OmniScriptum Publishing Group
17 Meldrum Street, Beau Bassin 71504, Mauritius
Printed at: see last page
ISBN: 978-620-3-25499-0

Copyright © Shivani Upadhyay
Copyright © 2021 International Book Market Service Ltd., member of OmniScriptum Publishing Group

# Revisão da Literatura: Um Manual

Dr. Shivani Rushikesh Upadhyay

Professor Assistente

Faculdade de Engenharia do Governo, Rajkot, Gujarat, Índia

shivanir1412@gmail.com

# CONTEÚDO


Introdução .................................................................5

Necessidade de Revisão da Literatura.......................7

Finalidade da Revisão da Literatura.........................8

Fundamentação: Como é que isso ajuda? ...............10

Vantagens ...............................................................15

Hora de fazer a Revisão da Literatura.....................17

Comprimento ou volume da Revisão da Literatura ...18

Lugar da Revisão da Literatura numa Dissertação ...18

Literatura ampla ou sem literatura - O que fazer? ...19

Critérios de Selecção da Literatura .........................20

Fontes para obter a Literatura de Revisão................21

Técnicas para localizar as fontes.............................22

Pontos-chave de observação...................................23

Critérios de Avaliação para a Revisão da Literatura...25

Técnicas de Organização da Literatura Revisada ...28

Tipos de Revisão da Literatura................................31

Competências Necessárias para Revisão da Literatura...35

Passos para a Revisão da Literatura ........................................ 37

Uso da língua numa Revisão da Literatura ........................... 39

Dicas para Revisão da Literatura ........................................... 39

Sugestões para manter registos ............................................. 41

Erros comuns a evitar ............................................................ 44

Desafios ................................................................................. 45

Acompanhamento da Literatura após a Conclusão da Revisão
da Literatura .......................................................................... 46

Conclusão ............................................................................... 47

Livros / Sítios Web que Ajudam a Construir uma Revisão da
Literatura ................................................................................ 48

Referências ............................................................................. 49

**Introdução**

A investigação é uma actividade académica séria levada a cabo para acrescentar algo valioso ao repositório de conhecimentos. É um esforço intelectual numa determinada direcção, para descobrir ou provar algo. A gravidade do trabalho é tal que exige o maior cuidado, precisão e estrita observância das regras. Mais uma vez, a simples realização bem sucedida da investigação não é suficiente. O investigador tem de apresentar o trabalho de forma organizada, seguindo todas as normas prevalecentes para o mesmo. Só então a tarefa poderá ser realizada. E o trabalho na forma escrita é chamado de dissertação ou tese.

Uma dissertação ou tese é um trabalho profissional substancial e demorado que deve satisfazer uma série de requisitos académicos. A revisão bibliográfica é um destes importantes requisitos académicos. É uma discussão crítica e um resumo da literatura que é de relevância geral e/ou especializada para a área específica. Uma revisão cuidadosa e exaustiva da literatura é essencial para qualquer tipo de investigação. É um trabalho de casa básico que se assume ter sido feito de forma vigilante.

Dena Taylor observa com razão: "Ao escrever a revisão bibliográfica, o objectivo é transmitir ao leitor que conhecimentos e ideias foram estabelecidos sobre um tópico, e quais são os seus pontos fortes e fracos. A revisão de literatura deve ser definida por um conceito orientador (por exemplo, o objectivo da sua investigação, o problema ou assunto que está a discutir, ou a sua tese argumentativa). Não se trata apenas de uma lista descritiva do material disponível, ou de um conjunto de resumos"[1]

As principais descobertas, ideias, generalizações, princípios ou conclusões relevantes para o problema em investigação devem ser discutidas, resumidas, parafraseadas ou sintetizadas. Para ser eficaz, uma análise da literatura deve ser clara, coerente e convincente sobre o estado actual da literatura.

## Necessidade de Revisão da Literatura

Quando os investigadores iniciam a sua viagem de investigação, a única coisa que está clara na sua mente é o destino. Eles não conhecem a direcção, o caminho ou o modo de viagem. Não estão de todo conscientes dos solavancos, curvas, buracos, inclinações e dos perigos da própria viagem. Querem prosseguir uma investigação numa determinada disciplina. Mas não conhecem a área potencial de investigação, a quantidade de trabalho já realizado, a metodologia utilizada, as ferramentas desenvolvidas, os dados analisados e os resultados encontrados. Não sabem como enquadrar uma declaração de problema, como descobrir ou desenvolver ferramentas de investigação, como localizar recursos, como analisar e interpretar os dados e como extrair inferências. Não devem iniciar qualquer trabalho de investigação com uma compreensão limitada da produção académica num determinado campo. A leitura periférica alarga o horizonte do conhecimento nesse campo.

Este é um momento em que a revisão bibliográfica surge como um guia de viagem. Os investigadores retransmitem-se sobre ela ao revelarem os problemas e ao oferecerem também algumas soluções. Precisam de levar a cabo uma revisão exaustiva da literatura a fim de terem uma base conceptual da própria investigação, do campo da investigação actual e de muitas outras nuances de investigação.

**Finalidade da Revisão da Literatura**

O objectivo de uma revisão bibliográfica é - Ou

Uma revisão bibliográfica permite a um investigador -

- identificar áreas de bolsas de estudo anteriores para evitar duplicação de esforços
- para ilustrar como o assunto foi estudado anteriormente
- para descobrir novas formas de interpretar a investigação anterior
- para comparar e contrastar os resultados de estudos anteriores
- estabelecer a relação temática entre as obras em consideração
- para resolver conflitos entre os estudos contraditórios
- para revelar as lacunas existentes na literatura disponível
- para provar a necessidade da presente investigação
- para conseguir uma melhor compreensão do problema da investigação
- para procurar métodos e ferramentas eficazes para a presente investigação
- situar a presente investigação no contexto adequado

- reconhecer a relação entre conceitos
- para se familiarizar com o estilo de escrita
- para reduzir ou alargar o âmbito da investigação
- para enquadrar as perguntas e conceber uma estratégia para as responder
- criar a sua própria abordagem para a leitura e a crítica
- para eliminar erros e fraquezas na investigação e escrita
- para criar um desenho de investigação apropriado para o presente estudo
- formular generalizações ou princípios que são as contribuições do estudo para o fundo do conhecimento

As notas da página web da Biblioteca da Universidade Wesleyan: "Uma revisão bibliográfica pode oferecer novas interpretações, abordagens teóricas, ou outras ideias; se fizer parte de uma proposta ou relatório de investigação deve demonstrar a relação da investigação proposta ou relatada com o trabalho de outros; mas o que quer que faça mais, deve fornecer uma visão crítica do estado actual dos esforços de investigação"[2.]

**Fundamentação: Como é que isso ajuda?**

Uma revisão exaustiva da literatura colocada apropriadamente numa dissertação ou tese é muito significativa a longo prazo, uma vez que -

- **Demonstra a atitude e abordagem do investigador em relação ao campo.**

  Mostra o sentimento e o zelo do investigador pela área; a sua consciência e preparação para a investigação. Demonstra também que o investigador conhece as controvérsias, as áreas negligenciadas, as questões mais importantes e a sua relevância para a presente investigação. Tudo isto permitiria ao investigador mapear o campo e localizar a presente investigação dentro do contexto. Revela a atitude positiva do investigador e a sua abordagem imparcial em relação ao trabalho.

- **Molda o estado de espírito do investigador e aguça o foco da investigação.**

  Ajuda o investigador a comparar e contrastar o trabalho de investigação proposto no contexto histórico de o campo. Assiste o investigador a racionalizar a sua investigação e a estabelecer a originalidade do mesmo. Assim, facilita ao investigador moldar a investigação de uma forma diferente, oferecendo vários conhecimentos e perspectivas sobre o tema da investigação.

- **Ajuda o investigador a construir a impressão de credibilidade.**

  Ajuda o investigador a criar um sentido de relação com o público ou leitores da forma como eles      pode confiar na pessoa e no trabalho. Facilita ao investigador construir a impressão de credibilidade, mostrando a quantidade e enormidade do trabalho de casa. Revelando a diligência e perseverança do investigador, ganha crédito para o investigador. Quanto mais a literatura revista, mais fidedigna   a bolsa de estudo e os conhecimentos serão.

- **Cultiva e mostra a clareza de pensamento e expressão do investigador.**

  Nutre a abordagem científica para o trabalho. A leitura atenta da literatura relacionada cultiva a clareza de pensamento e expressão. O investigador torna-se claro e determinado sobre o seu trabalho. Uma revisão cautelosamente escrita da literatura dá uma visão do poder de raciocínio do investigador.

- **Inculca a disciplina necessária para a investigação.**
À medida que um investigador vai lendo e revendo a literatura relacionada, a sua mente vai-se moldando de uma forma específica. Indoctrina os princípios da investigação. Treina a mente na metodologia da investigação. Desenvolve certo tipo de perspectiva necessária para a actividade de investigação. Ajuda-o a considerar cada detalhe de uma forma particular.

- **Cria uma base sólida para a investigação.**
Constrói a base para a presente investigação. Mostra que o investigador pode não ser um especialista de o campo, mas ele/ela encontrou e verificou os dados com muita precisão. Ele/ela fez um estudo aprofundado da área da sua investigação antes de iniciar a investigação propriamente dita, a fim de obter clareza conceptual.

- **Justifica a presente investigação.**
Justifica a presente investigação e apoia a relevância do problema da investigação. Ajuda o investigador a

identificar algumas lacunas graves na literatura relacionada e a basear a investigação proposta em as perguntas não respondidas ou problemas não resolvidos. A originalidade pode ser uma extensão da investigação que tenha sido publicada ou uma modificação da metodologia ou teoria existente que possa ser utilizada para realizar a investigação proposta. Isto leva a uma contribuição significativa.

- **Estabelece o quadro para a contextualização.**

  Ajuda o investigador a estabelecer o quadro teórico e os antecedentes metodológicos para a investigação proposta. A novidade ou originalidade de qualquer investigação é relativa, ou seja, só pode ser reivindicada com referência ao trabalho anteriormente realizado. A revisão bibliográfica torna-se um trampolim para toda a tese.

- **Dá uma oportunidade de rastrear a progressão intelectual do campo.**

  Faz com que o investigador explore todos os principais marcos do campo. Ao fazê-lo, o investigador tem a oportunidade de traçar a história da sua área de investigação. Uma compreensão completa do problema da investigação exige que se examine deliberadamente como o conhecimento e as perspectivas mudaram ou evoluíram ao longo do tempo. Uma revisão bibliográfica proporciona uma visão geral da progressão intelectual do campo. Também torna conscientes das principais questões de debate ou pontos focais de controvérsia.

- **Ajuda o investigador a evitar o plágio acidental ou menor.**

  Qualquer pesquisa deve ser autêntica e original. A duplicação é inútil e o plágio é ofensivo. A revisão torna o investigador cauteloso acerca disso e ajuda-o a adaptar ou ajustar a sua própria investigação, a fim de evitar repetições.

Yoon Sik Kim observa: "Ao reunir fontes externas, irá condensar, avaliar, sintetizar, e parafrasear a essência das fontes externas nas suas próprias palavras. Através deste processo de adivinhação, poderá colocar a relevância da sua investigação no contexto mais vasto do que outros investigadores já fizeram sobre o seu tema no passado"[3.]

**Vantagens**

**(I) Investigador**

O investigador é beneficiado como:

Uma revisão bibliográfica revela que -

- A investigação não é fácil. Requer trabalho árduo e inteligente.
- O tema seleccionado foi explorado a este ponto.
- A área de investigação mostra esta carência.

Uma revisão bibliográfica cuidadosamente elaborada oferece -

- ferramentas prontas a usar
- técnicas estabelecidas para análise de dados
- amostras do questionário e do questionário de opinião
- tabelas, figuras e equações prontas a usar
- lista exaustiva de referências e bibliografia
- exploração de conceitos ou antecedentes teóricos
- a história e as referências estabelecidas do campo

**(II) Supervisor**

- O supervisor está convencido dos esforços genuínos do investigador e da originalidade da investigação.

- Ele/ela tem a certeza de que o sólido estudo de fundo realizado pelo investigador o levou à clareza conceptual.
- O tempo despendido e as dores tomadas para a revisão demonstram o desenvolvimento da atitude e aptidão de investigação.

## (III) Leitor

- O leitor encontra uma grande fonte de informação sobre um tema específico num único local.
- Ele/ela recebe um grande enquadramento de uma área particular de investigação na qual qualquer nova investigação pode ser colocada.

## (IV) Campo / Disciplina

A disciplina é beneficiada como uma revisão de literatura -

- traça a história da investigação sobre um tema específico
- apresenta os marcos da investigação
- indica os inconvenientes ou lacunas no trabalho realizado até agora

**Hora de fazer a Revisão da Literatura**

Idealmente, assim que um investigador decide começar a fazer investigação, deveria começar a ler literatura relacionada. Isto ajuda-o a decidir a área de investigação. É necessário saber o que já foi feito no campo que se deseja investigar. Uma revisão bibliográfica permite resumir criticamente o conhecimento actual na área em investigação.

Mais uma vez, após decidir a área de investigação, deve ler a literatura relacionada para finalizar o tópico ou a declaração do problema. Ajuda a refinar, redefinir, reorientar ou mesmo alterar o tópico. Ajuda a determinar os termos exactos a serem utilizados na declaração do problema. Aqui, a revisão da literatura também ajuda a evitar a duplicação.

Mais uma vez, antes de iniciar efectivamente a investigação, deve ler literatura relacionada com o assunto, com vista a seleccionar o método, a técnica e as ferramentas.

## Comprimento ou volume da Revisão da Literatura

A duração de uma revisão bibliográfica não está definida. O número de fontes a serem revistas também não é fixo. Em certa medida, depende da natureza da própria investigação.


## Lugar da Revisão da Literatura numa Dissertação

Uma revisão bibliográfica deve ser preferencialmente colocada após a introdução e antes de se chegar à metodologia utilizada para a presente investigação, para que o leitor possa vir a saber que determinado trabalho já foi feito e que o investigador se afastará mais desse ponto. Uma transição suave do passado para o presente ajuda o leitor a situar a investigação num contexto adequado.

**Literatura ampla ou sem literatura - O que fazer?**

Se for encontrada literatura abundante, tenha cuidado! O investigador terá de justificar o seu trabalho de uma forma convincente, uma vez que o tema pode ser sobre-investigado.

Se houver muito material disponível e tudo tiver de ser revisto, há duas formas possíveis de lidar com o material: (i) Selecção aleatória (ii) Formação de grupos

A selecção aleatória do material é a forma mais comum de lidar com a situação. Mas é mais significativo formar determinados grupos e documentar algumas observações e comentários gerais relacionados com um determinado grupo. Algumas técnicas de agrupamento podem ser utilizadas. Os grupos podem ser formados tendo em mente alguns critérios como linha temporal, período, área geográfica, campo ou disciplina, variáveis envolvidas, etc.

Se não for encontrada literatura ou se for encontrada muito menos literatura, cuidado! O tema é bastante novo e não há directrizes ou precedentes a seguir. O investigador terá de lidar com problemas completamente novos à sua própria maneira! A investigação feita em alguma área intimamente relacionada pode ser tomada como base da nova investigação. Isto pode ser revisto e mencionado.

## Critérios de Selecção da Literatura

A literatura a ser revista deve ser seleccionada tendo em conta os seguintes critérios:

- A literatura deve ser relevante para o estudo.
- Deve ser tão objectiva e imparcial (política ou religiosamente) quanto possível.
- Deve ser tão recente quanto possível. Isto é importante devido às rápidas mudanças sociais, políticas, científicas e tecnológicas.
- Deve ter sido baseado em factos ou dados genuinamente originais e autênticos.
- Deve ser retirado de uma fonte válida, autêntica e fiável.
- Não deve ser nem demasiado pequeno nem demasiado grande. Deve ser suficiente para dar ao investigador uma visão do seu problema ou para indicar a natureza da presente investigação.

**Fontes para obter a Literatura de Revisão**

As fontes contendo factos, leis, teorias e outras observações documentadas são escolhidas para a revisão bibliográfica. Por exemplo:

- Livros, enciclopédias, almanaques e outras referências semelhantes
- Periódicos profissionais, revistas, periódicos, jornais e outras publicações
- Manuscritos, monografias, memórias, discursos, cartas e diários
- Teses e dissertações inéditas
- A Constituição e as leis e estatutos da terra
- Boletins, circulares e outros documentos publicados a partir de gabinetes e departamentos governamentais
- Relatórios de seminários e conferências
- Relatórios educacionais, sociais, económicos, científicos, tecnológicos, políticos
- Sítios Web oficiais ou autênticos

**Técnicas para localizar as fontes**

As fontes apropriadas podem ser procuradas por palavras-chave, variáveis, métodos ou ferramentas. Algumas técnicas para localizar as fontes são

- Falar com o supervisor, co-pesquisadores, colegas
- Visitas às bibliotecas, museus, gabinetes governamentais
- Leitura da bibliografia ou secção de referência das fontes adquiridas
- Participar em seminários e conferências
- Navegar na Internet - pesquisa geral (Google)
- Usando os motores de busca como o Scopus ou o Google Scholar
- Visitar sites dedicados, tais como researchgate.net ou academia.edu

**Pontos-chave de observação**

Ao rever uma tese, dissertação ou trabalho de investigação, devem ser observados os seguintes factores para efeitos de trabalho de investigação:

- Formulação de perguntas específicas
- Pressupostos e hipóteses
- Objectivos ou questões de investigação
- Construção de um quadro conceptual
- Selecção do método de investigação
- Selecção de técnicas de amostragem
- Selecção e/ou preparação e validação de instrumentos de investigação para recolha de dados
- Selecção e aplicação de procedimentos estatísticos
- Técnicas de análise, organização, apresentação e interpretação de dados
- Formulação do resumo dos resultados
- Conclusões e recomendações

Os seguintes factores devem ser observados para efeitos de redacção de uma dissertação/téese:

- Esquema de capitalização

- Padrão de índice

- Estilo de referenciação

- Sequência de apêndices

- Utilização de várias exposições (tabelas, figuras, gráficos, quadros, gráficos, etc.)

- Língua (tenso e voz)

**Critérios de Avaliação para a Revisão da Literatura**

Tendo em conta os seguintes critérios, cada fonte deve ser avaliada individualmente antes de fazer qualquer comentário generalizado:

- **Atribuição**

  (i) Qual é a qualificação do investigador?

  (ii) Os argumentos do investigador são apoiados por provas como história, estudo de casos, estatísticas, relatórios, investigação recente?

- **Metodologia**

  i) Os procedimentos de amostragem, os instrumentos de recolha de dados e as técnicas de análise de dados são adequados?

  (ii) O tamanho da amostra é adequado para o problema?

  (iii) O investigador interpretou e comunicou eficazmente os resultados?

- **Objectividade**

  (i) A perspectiva do investigador é tendenciosa ou imparcial?

(ii) É o ponto de vista contrário tomado em consideração?

(iii) É alguma informação importante ignorada para provar o ponto de vista do investigador?

(iv) Como é que o trabalho é semelhante e varia em relação às outras obras?

* **Persuasão**

    (i) As teses do investigador são convincentes?

    (ii) A apresentação, estilo e tom do investigador são persuasivos?

* **Validade e Fiabilidade**

    (i) O objectivo da investigação ou experiência está cumprido?

    (ii) Os resultados são realistas e plausíveis?

    (iii) A experiência é capaz de mostrar sempre os mesmos resultados ou resultados semelhantes?

* **Significado**

    (i) As teses e conclusões do investigador são credíveis?

    (ii) A investigação contribui de alguma forma significativa para a compreensão do assunto?

Depois de analisar cada fonte individualmente, o investigador deve comentar sobre ela. Ele/ela deve apontar alguns méritos e deméritos importantes desse trabalho de investigação em particular. Se não for possível ou necessário fazer observações para cada trabalho, deve formar alguns grupos de literatura e fazer comentários sobre cada um desses grupos colectivamente. O agrupamento da literatura em revisão pode ser feito com base em temas ou categorias. Por exemplo, as obras que apresentam argumentos favoráveis, as que apresentam argumentos contrastantes e as que oferecem abordagens alternativas.

## Técnicas de Organização da Literatura Revisada

A organização específica de uma revisão bibliográfica depende do tipo e do objectivo da revisão, da disciplina e da área de especialização, bem como do tema específico a ser revisto. O sítio web das Bibliotecas da USC tem Guias de Investigação preparados por uma série de autores. Lê: "Uma revisão de literatura pode consistir simplesmente num resumo de fontes-chave, mas nas ciências sociais, uma revisão de literatura tem geralmente um padrão organizacional e combina tanto o resumo como a síntese, muitas vezes dentro de categorias conceptuais específicas. Um resumo é uma recapitulação da informação importante da fonte, mas uma síntese é uma reorganização, ou uma remodelação, dessa informação de uma forma que informa como se pretende investigar um problema de investigação"[4.]

Uma vez decidido o método de organização do órgão da revisão, torna-se fácil descobrir as secções a serem incluídas na revisão. Estas devem surgir fora da estratégia organizacional. Por exemplo, uma revisão cronológica tem subsecções para cada período de tempo vital; enquanto uma revisão temática tem subtópicos baseados em factores que se relacionam com o tema ou questão.

Toda a secção da literatura revista pode ser apresentada ou organizada utilizando qualquer um dos seguintes critérios:

- **Cronologia dos acontecimentos**: Se o campo de estudo for estreito, uma visão cronológica das principais realizações neste campo e do desenvolvimento da área ao longo do tempo desde o seu início pode ser mencionada na revisão bibliográfica.

- **Tema ou conceitos:** A revisão bibliográfica pode ser subdividida em secções mais pequenas discutindo os diferentes tópicos, temas ou conceitos necessários para a investigação.

- **Escola de pensamento/teoria**: O trabalho teórico no terreno pode revelar que diferentes estudiosos seguem diferentes escolas de pensamento, aderem a diferentes pressupostos ou desenvolveram diferentes teorias. Neste caso, a revisão bibliográfica pode ser apresentada discutindo cada conjunto de trabalhos que se centram numa única escola de pensamento e pode ser dada uma visão geral clara das teorias pendentes no campo. As semelhanças e diferenças entre as teorias devem ser mencionadas.

- **Tipo de configuração experimental**: A revisão bibliográfica da investigação experimental pode ser escrita fazendo agrupamentos das investigações que seguem padrões experimentais semelhantes. As variáveis, amostras, ferramentas, métodos ou ambiente podem ser considerados para formar os grupos ou agrupamentos.

- **Tendência**: A revisão bibliográfica pode ser apresentada de acordo com o estilo de organização mais recente/mais recente prevalecente no momento da revisão.

O investigador pode acrescentar mais algumas coisas à revisão bibliográfica:

- Cenário actual - última informação disponível relacionada com o tema
- História - evolução da área
- Métodos - critérios utilizados para seleccionar as fontes para revisão
- Padrão - padrão em que a revisão é apresentada
- Perguntas - questões suscitadas durante a revisão bibliográfica

Apenas os pontos que são necessários para o leitor localizar o presente estudo no âmbito mais vasto da bolsa de estudo devem ser incluídos aqui.

**Tipos de Revisão da Literatura**

De acordo com a natureza da disciplina e exigência do tema, uma revisão bibliográfica pode ser de qualquer um dos seguintes tipos:

**(1) Revisão Argumentativa**

Este tipo de revisão é utilizado para apresentar uma visão divergente para uma dada situação. Convence os leitores por apoiarem a tese do investigador. O sítio Web das Bibliotecas da USC apresenta notas de Guias de Investigação: "Esta forma examina a literatura selectivamente a fim de apoiar ou refutar um argumento, uma suposição profundamente enraizada, ou um problema filosófico já estabelecido na literatura. O objectivo é desenvolver um corpo de literatura que estabeleça um ponto de vista contrário".[5] Se a natureza da área de investigação for baseada em valores, este tipo de revisão é muito útil. O investigador tem de efectuar tal revisão com a máxima imparcialidade. Ele/ela tem de apresentar os argumentos de forma objectiva.

**(2) Revisão Integrativa**

Este tipo de revisão é composto pelo exame e análise crítica de um determinado tópico para identificar a necessidade de uma nova investigação. Aqui, o investigador revê, critica e sintetiza a literatura representativa de tal forma integrada que são gerados novos quadros e perspectivas sobre o tema. Inclui todos os estudos que abordam hipóteses ou problemas de investigação relacionados ou idênticos. Uma revisão integradora correctamente feita cumpre as mesmas normas que a investigação primária em termos de clareza, rigor e replicação.

## (3) Revisão Histórica

O objectivo deste tipo de revisão é colocar a investigação actual num contexto histórico e mostrar familiaridade com a área. Na investigação, poucas coisas podem ser encontradas isoladas de qualquer precedente histórico. As notas dos Guias de Investigação das Bibliotecas da USC: "As revisões de literatura histórica concentram-se em examinar a investigação ao longo de um período de tempo, muitas vezes começando pela primeira vez uma questão, conceito, teoria, fenómenos surgidos na literatura, depois traçando a sua evolução dentro da bolsa de estudo de uma disciplina"[6.]

## (4) Revisão Metodológica

O acto de revisão dos métodos de análise proporciona um quadro de entendimento para a investigação a diferentes níveis. O investigador nem sempre precisa de se concentrar apenas no que os investigadores anteriores disseram (ou seja, os resultados), mas também precisa de saber como é que eles chegaram a dizer o que dizem (ou seja, o método de análise). Uma grande variedade de conhecimentos - antecedentes conceptuais, implementação prática, integração quantitativa e qualitativa, amostragem, preparação de ferramentas, técnicas e procedimentos de recolha e análise de dados - é adquirida durante este tipo de análise bibliográfica.

## (5) Revisão Sistemática

Este tipo de revisão centra-se em algumas questões empíricas específicas. As notas dos Guias de Investigação das Bibliotecas da USC: "Este formulário consiste numa visão geral das provas existentes pertinentes a uma questão de investigação claramente formulada, que utiliza métodos pré-especificados e padronizados para identificar e avaliar criticamente a investigação relevante, e para recolher, relatar e analisar os dados dos estudos que são incluídos na revisão"[7.]

## (6) Revisão Teórica

Este tipo de revisão examina o corpus de conhecimentos relacionados com uma questão, conceito, teoria, fenómenos. Todas as fontes possíveis são exploradas para descobrir os dados disponíveis sobre a teoria particular em investigação.

Esta abordagem ajuda a estabelecer as relações entre as teorias existentes, a conhecer o grau em que foram investigadas e a desenvolver novas hipóteses a serem testadas. Uma revisão teórica realizada sistematicamente pode revelar uma falta de teorias apropriadas. Pode também sugerir que as actuais teorias são inadequadas para explicar problemas de investigação novos ou emergentes. O tipo de revisão pode centrar-se num único conceito teórico ou numa teoria ou quadro completo.

As notas da página web da Biblioteca da Universidade Wesleyan: "Mas, em geral, é uma exploração relativamente breve mas completa do trabalho passado e actual sobre um tema. No entanto, em vez de uma lista cronológica de trabalhos anteriores, as revisões de literatura são geralmente organizadas tematicamente, tais como diferentes abordagens teóricas, metodologias, ou questões ou conceitos específicos envolvidos no tópico. Uma organização temática torna muito mais fácil examinar perspectivas contrastantes, abordagens teóricas, metodologias, resultados, etc., e analisar os pontos fortes e fracos de, e apontar quaisquer lacunas na investigação anterior"[8].

**Competências Necessárias para Revisão da Literatura**

A preparação de uma secção de revisão de literatura para uma dissertação é um esforço altamente intelectual. Requer diligência, deliberação e dedicação. Precisa também de algumas competências:

- Habilidades da Biblioteca -
  ✓ encontrar e recolher recursos
  ✓ utilizando-os no tempo estipulado
  ✓ escrever / fotocopiar / digitalizar o material
- Habilidades de Leitura (Skimming & Scanning) -
  ✓ obter uma ideia geral do conteúdo
  ✓ localização de informação específica num determinado material
  ✓ decidir a relevância do material para o presente estudo
- Habilidades de Pensamento Crítico -
  ✓ colocar algumas questões e obter as suas respostas enquanto lêem
  ✓ estabelecer ligações
  ✓ descobrir semelhanças, diversidades e contradições
  ✓ identificação da lacuna
  ✓ reconhecendo o âmbito do presente estudo
- Habilidades de tomar notas -
  ✓ procurando os detalhes mais significativos e relatando-os brevemente no padrão desejado

- ✓ aplicação de várias estratégias de condensação
- ✓ utilizando representações gráficas
- Habilidades de Organização -
- ✓ organização e gestão dos recursos, manutenção dos registos
- ✓ selecção do método apropriado para a revisão de literatura e técnica para a sua apresentação
- Gestão do tempo -
- ✓ decidir a quantidade de tempo a gastar para descobrir os recursos
- ✓ atribuição de tempo suficiente para a revisão da literatura
- ✓ decidir o momento adequado para iniciar e terminar esta actividade

A realização de uma revisão bibliográfica requer um conjunto complexo de competências. Por conseguinte, é necessário atribuir tempo suficiente para ler a literatura que é relevante para o estudo de investigação proposto. D. R. Krathwohl observa: "Escrever bem esta secção [a revisão de literatura] é um sinal de maturidade profissional; indica o domínio do campo, a sofisticação metodológica na crítica à investigação dos outros, e a amplitude e profundidade da leitura"[9] (P. 4)

**Passos para a Revisão da Literatura**

Estes são os passos que podem ser seguidos para escrever uma revisão bibliográfica:

- Identificar e priorizar palavras-chave, tendo em mente a área de investigação seleccionada.
- Fazer uma lista preliminar da literatura que é relevante para o tema da investigação.
- Decidir as formas de obter essa literatura para a revisão.
- Vá à caça à literatura.
- Leia a literatura.
- Tomar notas ou fazer um resumo.
- Alistar as referências, se necessário.
- Actualizar a lista de referências uma e outra vez.
- Avaliar o material.
- Escrever revisão de literatura.
- Estabelecer um padrão e organizar o material em sequência.
- Comentários finais.

Começar a ler e escrever em simultâneo. Seleccionar um método para escrever/apresentar o conteúdo e comentar:

1. **Resumo: Um** resumo do trabalho deve incluir uma introdução que situa o trabalho no âmbito geral do campo e um resumo do material. Os principais pressupostos da investigação devem ser mencionados.

2. **Lista de questões a discutir com o supervisor:** Se algo parecer interessante, estranho, particular ou estranho, deve ser anotado e discutido com o supervisor.

3. **Derivação ou aplicação de uma teoria:** Uma teoria apresentada num determinado artigo pode ser brevemente documentada. Pode ser feito um esforço para aplicar o mesmo num contexto diferente ou a um parâmetro diferente que é visto nalgum outro artigo.

4. **Descrição do cálculo: Os** cálculos em falta podem ser apresentados nos seus formulários completos, a fim de estabelecer algumas ligações significativas.

Ao desenvolver pequenos documentos que discutem os artigos, o material para o relatório de revisão de literatura é gradualmente preparado. Quando chegar o dia de começar a escrever a revisão da literatura, a maior parte das coisas estará disponível.

## Uso da língua numa Revisão da Literatura

Geralmente, uma revisão bibliográfica é escrita utilizando o tempo presente perfeito ou o simples tempo passado, uma vez que examina o trabalho que já é feito. A construção que pode ser utilizada é - 'Foi feita' **ou** 'Eles fizeram-no'.

Enquanto se escreve uma revisão bibliográfica, deve ser utilizada terminologia /jargão apropriados. As palavras específicas do campo são essenciais para um trabalho que seja cientificamente levado a cabo.

## Dicas para Revisão da Literatura

- Seja selectivo. Identificar o mais relevante e ignorar o irrelevante.
- Ler primeiro os resumos em vez do artigo completo ou da dissertação, a fim de decidir a adequação da fonte.
- Explore os periódicos importantes no seu campo em línguas estrangeiras. A maioria dos artigos de revistas que não são publicados em inglês incluem o resumo em inglês e, por vezes, as legendas das figuras. Identifique os significativos.
- Organizar a literatura relacionada revista e agrupar tópicos semelhantes.

- Escreva uma descrição sumária da literatura pesquisada. Usar citações com parcimónia.

- Tomar sempre nota das semelhanças e diferenças entre os estudos anteriores analisados e a presente investigação.

- Decidir um trabalho de moldura para a revisão de uma única peça. Recolher os mesmos detalhes de cada obra que é revista. Não ignore nenhuma delas, pois pode obrigá-lo a visitar novamente a mesma fonte.

- Mencionar a fonte de informação nas notas para preparar a bibliografia correcta.

- Mantenha as suas referências bem organizadas e facilmente acessíveis a todo o momento.

- Seguir os formatos específicos para referência e bibliografia. A sua listagem pode ser automatizada utilizando BiBTeX dentro do LaTeX.

- Acrescentar mais algumas referências na dissertação ou tese. Incluir as que não são mencionadas na proposta.

- No final da revisão, reconhecer o trabalho realizado até à data e especificar a lacuna que o trabalho de investigação proposto irá preencher.

**Sugestões para manter registos**

Uma vez descarregadas, copiadas e/ou impressas, as referências devem ser mantidas acessíveis e pesquisáveis. Deve ser estabelecido um protocolo de armazenamento de dados. Ter os dados estruturados, facilmente pesquisáveis e com backup regular é tão importante como encontrá-los.

- Mantenha notas detalhadas da literatura revista.
- Anotar o local de onde ou a pessoa de quem o material é encontrado ou recebido.
- Anote a data e a duração durante a qual o material é encontrado e revisto.
- Anote o nome do autor ou autores ou investigadores, título, data e local de publicação, volume / parte / edição e detalhes de localização da biblioteca das teses, dissertações, livro, revista ou revista.
- Anote o endereço electrónico do pesquisador para correspondência futura.
- Se o registo for mantido em cópia impressa, prefira cartões ou páginas perdidas.
- Utilizar cartões ou páginas separadas para cada tópico, palavra-chave ou conceito pesquisado, a fim de evitar confusões.

- Organizar esses cartões ou páginas por ordem alfabética e dar-lhes números.

- Mantê-los juntos num ficheiro ou pasta.

- Criar e manter uma pasta separada para revisão da literatura até ao final do trabalho de investigação, ou seja, a apresentação da dissertação.

- Se o registo for mantido em cópia suave, utilizar ficheiros de palavras diferentes para cada entrada.

- Copiar a ligação web de onde o material é procurado. Mencionar também a data em que o material é acedido.

- Dar nome e número próprio a cada ficheiro. Coloque-os numa pasta separada.

- Manter este tipo de registo de cada peça de literatura que é lida ou revista. As coisas que parecem menos importantes inicialmente podem tornar-se inevitáveis ou significativas após algum tempo.

- Construir um arquivo digital dos artigos. Decidir um padrão para os nomear e organizar.

- Criar uma base de dados com as referências. Utilizar determinado software para o efeito. Por exemplo: EndNote, Zotero, Mendeley

Estes programas são muito úteis e fáceis de utilizar. Podem dar o resultado desejado. Notas de Eva O. L. Lantsoght: "Estas ferramentas de software tornam a sua base de dados de referências facilmente pesquisável por autor, título, palavras-chave, e mais, e pode adicionar as suas próprias notas às entradas da base de dados também.... Uma vantagem adicional (e importante) da construção da sua base de dados de referências é que estas ferramentas vêm com plug-ins para o seu software de processamento de texto, que lhe permitem inserir facilmente citações e construir uma lista de referências para um artigo no estilo de saída correcto"[10] (P. 61)

**Erros comuns a evitar**

Estes são os erros mais comuns cometidos na revisão da literatura de investigação:

* Não se gasta tempo suficiente na definição e identificação das fontes mais relevantes.
* As fontes na revisão bibliográfica não estão claramente relacionadas com o problema da investigação.
* Observa-se uma dependência excessiva das fontes analíticas secundárias.
* Encontra-se um menor número das fontes primárias relevantes.
* Os resultados e interpretações dos outros investigadores são aceites sem qualquer exame crítico.
* Os procedimentos utilizados para a identificação da literatura a rever não são mencionados.
* Os resultados estatísticos isolados são apresentados em vez de um dado sintetizado que leva a alguma conclusão.
* A investigação que valida os pressupostos está incluída. A investigação que apresenta algumas conclusões contrárias e interpretações alternativas é ignorada.

**Desafios**

A apresentação de uma revisão de literatura digna de nota é uma tarefa desafiante. Um investigador pode enfrentar algumas das seguintes dificuldades enquanto prepara uma revisão de literatura para a sua dissertação:

- A localização, aquisição e leitura da literatura relevante é demorada.
- A selecção do material adequado não é fácil.
- Decidir sobre a autenticidade de alguns recursos da web é muito difícil.
- A leitura e a tomada de notas exigem o maior cuidado e precisão.
- A organização do material disponível é uma tarefa complexa.
- A manutenção do registo é extremamente complicada.
- Gerir a duração e o volume da revisão de literatura é um desafio.
- O acesso limitado ao material coloca problemas.

## Acompanhamento da Literatura após a Conclusão da Revisão da Literatura

Após completar a revisão bibliográfica, é importante manter-se informado sobre os recentes desenvolvimentos na área do estudo. A produção científica é cada vez maior e a leitura de cada artigo é praticamente impossível. Há uma série de estratégias para se manter informado sobre os avanços no campo:

- Utilizar um feed RSS para as palavras-chave.
- Subscrever actualizações de alguns periódicos significativos do campo.
- Seguir alguns investigadores seleccionados.
- Ir para as recomendações do Google Scholar.
- Participar em conferências.
- Voluntário como revisor.
- Não se esqueça de explorar a história.
- Não empilhe apenas - leia!

## Conclusão

Assim, uma revisão bibliográfica ou uma revisão de investigação relacionada desempenha um papel significativo no desenvolvimento global de um investigador e o mesmo sob a forma de um relatório torna-se uma parte essencial de uma tese, dissertação ou trabalho de investigação. Pode tornar-se uma razão para o crescimento psicológico bem como académico de um investigador. Por conseguinte, deve ser-lhe dada a devida importância. Deve ser tomado como uma busca séria e crucial. Deve ser levada a cabo com o maior cuidado e abordagem científica.

Mais um ponto a considerar é mencionado por um website criado por educadores e peritos intitulado Owlcation.com. Em relação à revisão bibliográfica, observa: "Não só faz uma pesquisa sobre o seu tópico, mas também avalia, encapsula, compara e contrasta, e correlaciona vários livros acadêmicos, artigos de pesquisa, e outras fontes relevantes que estão directamente relacionadas com a sua pesquisa actual"[11].

**Livros / Sítios Web que Ajudam a Construir uma Revisão da Literatura**

- Periódicos do Índice Scopus

- Bolsista Google

- Academia.edu

- ResearchGate

- Artigos de Revisão

- Endereço de correio electrónico pessoal de um investigador

- Revistas de Cuidados UGC

- https://marialuisaaliotta.wordpress.com/tag/literature-review/

- https://patthomson.wordpress.com/

- https://libguides.massgeneral.org/c.php?g=961419&p=6943085

**Referências**

(1) Dena Taylor, "The Literature Review": A Few Tips on Conducting It', Fonte: http://www.writing.utoronto.ca/advice/specific-types-of-writing/literature-review (Acesso em - 20/11/16)

(2) O sítio Web da Biblioteca da Universidade Wesleyan

Fonte: http://libguides.wesleyan.edu/litreview (Acesso em - 27/11/16)

(3) Yoon Sik Kim, 'The Importance of Literature Review in Research Writing', Fonte:

https://owlcation.com/misc/literature_review

 (Acesso em - 23/4/2017)


(4) USC Libraries Research Guides, 'Organizing Your Social Sciences Research Paper': 5. The Literature Review', Fonte:
http://libguides.usc.edu/c.php?g=235034&p=1559822
(Acesso em - 10/10/16)


(5) USC Libraries Research Guides, 'Organizing Your Social Sciences Research Paper': 5. A Revisão da Literatura'.
Fonte: http://libguides.usc.edu/c.php?g=235034&p=1559822
(Acesso em - 25/11/16)

(6) USC Libraries Research Guides, 'Organizing Your Social Sciences Research Paper': 5. The Literature Review' Fonte: http://libguides.usc.edu/c.php?g=235034&p=1559822 (Acesso em - 25/11/16)

(7) USC Libraries Research Guides, 'Organizing Your Social Sciences Research Paper': 5. The Literature Review' Fonte: http://libguides.usc.edu/c.php?g=235034&p=1559822 (Acesso em - 25/11/16)

(8) O sítio Web da Biblioteca da Universidade Wesleyan

Fonte:  http://libguides.wesleyan.edu/litreview (Acesso em - 27/11/16)

(9) D. R. Krathwohl, *How to Prepare a Research Proposal: Guidelines for Funding and Dissertations in the Social and Behavioral Sciences*, Syracuse University Press, 1988
Fonte:
http://libguides.library.cqu.edu.au/content.php?pid=9872&sid=64803 (Acesso em - (27/11/2016)

(10) Eva O. L. Lantsoght, *The A-Z of the PhD Trajectory, A Practical Guide for a Successful Journey*, Springer texts in Education, Gewerbestrasse 11, 6330 Cham, Suíça

ISBN 978-3-319-77425-1 (eBook)


(11) Website Owlcation.com

Fonte:      http://hubpages.com/education/literature_review
(Acesso em - 25/3/2017)

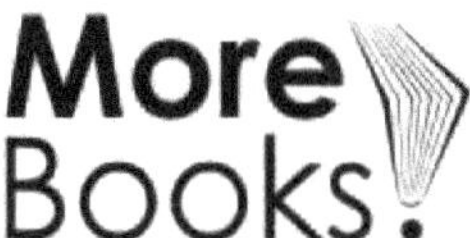

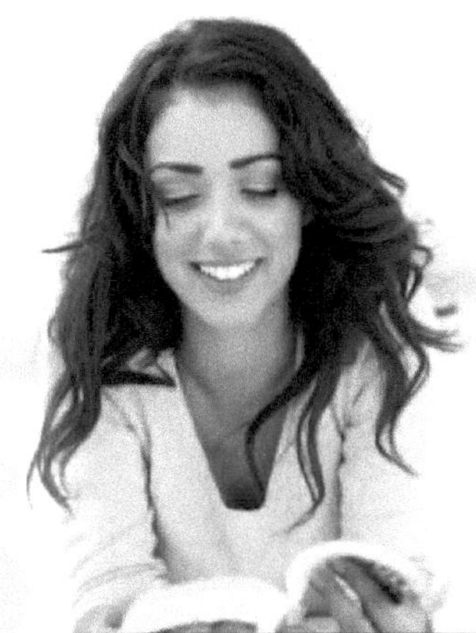

# I want morebooks!

Buy your books fast and straightforward online - at one of world's fastest growing online book stores! Environmentally sound due to Print-on-Demand technologies.

Buy your books online at
**www.morebooks.shop**

Compre os seus livros mais rápido e diretamente na internet, em uma das livrarias on-line com o maior crescimento no mundo! Produção que protege o meio ambiente através das tecnologias de impressão sob demanda.

Compre os seus livros on-line em
**www.morebooks.shop**

KS OmniScriptum Publishing
Brivibas gatve 197
LV-1039 Riga, Latvia
Telefax: +371 686 204 55

info@omniscriptum.com
www.omniscriptum.com

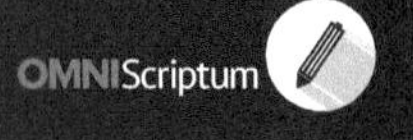

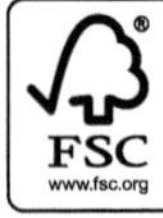

MIX
Papier aus verantwortungsvollen Quellen
Paper from responsible sources
FSC® C105338

Printed by Books on Demand GmbH, Norderstedt / Germany